BIODINAMICA DELL'OSTEOPATIA

Fase Tre

Seconda edizione

James Jealous, D.O.

Per ulteriori informazioni sul Dr. Jealous, si prega di consultare:
https://BiodynamicsOfOsteopathy.com

BIODINAMICA DELL'OSTEOPATIA Fase Tre

ISBN: 979-8-2561-9064-4

Questa è la traduzione del libro originale in inglese. Nonostante siano stati compiuti tutti gli sforzi ragionevoli per fornire una traduzione accurata, non è garantita. I lettori potrebbero dover fare riferimento al libro originale in inglese per qualsiasi informazione critica.

Prima edizione 2025
Seconda edizione 2026

James Jealous, D.O. (1943–2021) ha esercitato la professione di medico osteopata, insegnante e autore per molti anni. Ha dedicato la sua vita alla fondazione e allo sviluppo della metodologia specifica della **Biodinamica dell'Osteopatia**, seguendo gli insegnamenti del Dr. A. T. Still e del Dr. W. G. Sutherland.

Questo è uno dei volumi della serie "Biodinamica dell'osteopatia". Questi manuali sono nati organicamente da una serie di dispense scritte dal dottor Jealous e fornite agli studenti durante i corsi da lui tenuti e da quelli dei suoi insegnanti. Dopo molti anni, ha raccolto le dispense e creato dei manuali di corso individuali, ampliandoli e riscriverli più volte. Dopo ulteriori anni, si sono evoluti ulteriormente fino a diventare dei libri.

INDICE

L'OSTEOPATIA È UN SERVIZIO

Usiamo le nostre mani...

Per trattare il paziente nella sua interezza.

Per ascoltare i movimenti interiori della vita.

Per trattare tutti i livelli di malattia.

Per assistere nella costruzione della riserva funzionale del paziente.

Per supportare l'omeostasi e la troficità, bilanciando l'attività del sistema nervoso autonomo.

Per esplorare "leggi non formulate da mani umane" (Dott. Still e Dott. Sutherland).

Per cooperare e comunicare con le Leggi della Natura (Dott. Wales).

"Per trovare la salute" (Dott. Still).

Per arrivare al piano di trattamento.

Per arrivare alla diagnosi.

Per aiutare a stabilire un punto di riposo o neutro attorno al quale l'intero possa trovare equilibrio.

Per trovare la causa.

Crediamo...

Abbiamo una capacità innata di guarire.

Il paziente funziona come un tutto.

Il sistema nervoso autonomo gioca un ruolo fondamentale nella malattia e nella guarigione. Struttura e funzione sono una forma di attività.

Il Divino è presente.

La vita va oltre la morte.

C'è un movimento costante verso la normalità.

Siamo qui per servire l'umanità.

La **Normalità** è ...

"Un senso di pace e armonia" (Dott. Sutherland).

Facilità di movimento senza tensione.

Capacità di neutralità.

Senso di totalità nella vita.

Capacità di adattamento e cambiamento senza compensazione.

“L'abilità è proporzionale alla propria comprensione della normalità.” (Dr. Still)

Questo manuale è dedicato a Rollin Becker, D.O.

Osteopata maestro

Studente devoto di Will Sutherland

Osteopata di terza generazione

Visionario della lunga marea

Insegnante di immobilità

Dell'amore come veicolo del linguaggio

Della facilità

Dell'ascolto di una "voce piccola e silenziosa"

Dell'essere centrati dalla marea

Della perdita del proprio ego

Di Neutro Come Inizio

Possa Egli Riposare In Amore Eterno

STAI FERMO E SAPPI

Lettura consigliata: *Be Still and Know.* Rollin E. Becker D.O. ha presentato questo intervento a Philadelphia, Pennsylvania, il 22 settembre 1965. È una dedica a William Garner Sutherland. Ecco alcune brevi citazioni dalla sua presentazione:

> Il Dott. Sutherland ci ha detto: 'Ho spesso affermato che abbiamo perso qualcosa nell'Osteopatia che il Dott. Still cercava di trasmettere, ed era lo Spirituale ...'
> Il concetto osteopatico riguarda un sistema vivente e include il concetto craniale.
> Possiamo percepire qualcosa d'altro che non è ordinariamente menzionato nei testi anatomico-fisiologici di oggi. Questo è un movimento di marea complessivo dell'intero corpo, ...
> ... un medico dovrebbe sviluppare una consapevolezza obiettiva. ... Deve essere in grado di valutare e determinare intuizioni diagnostiche e prognostiche ...
> ... il medico dovrebbe avere una consapevolezza soggettiva del potenziale per utilizzare i principi di guarigione discussi qui.
> Be Still and Know" ... "Stai tornando alla Causa" ... "Il Respiro della Vita è il principio fondamentale nella scienza dell'Osteopatia.
> Vorrei concludere con una citazione che si trova in una lettera che mi ha inviato molti anni fa: 'Più vicino a me del respiro è il Creatore del meccanismo cranico. Più vicino al paziente è il Creatore del suo meccanismo cranico. Le mie dita pensanti, sententi, vedenti e sapienti sono guidate

Intelligentemente dal Maestro Meccanico. Non importa quale interpretazione si possa applicare, purché il carrello mentale sia sulla linea.'

REVISIONE DELLE FASI UNO E DUE

Fase Uno

La Fase Uno è iniziata con l'osservazione delle nostre attitudini mentali e manuali nei confronti delle lesioni. Quando pensiamo all'Osteopatia dalla prospettiva della Salute e del benessere del paziente, e non dalla lesione e dall'inerzia, il risultato e la chiarezza del trattamento sono notevoli. Questa prospettiva è unica per la nostra professione e porta a un grande successo clinico quando viene apprezzata.

Abbiamo osservato che vedere le parti non rappresenta il culmine delle nostre abilità, ma piuttosto acquisire un senso di Normalità attraverso la Totalità; questo è il nostro obiettivo.

Il ruolo del Neutro come espressione del Tutto è stato fondamentale, e la sua storia è stata brevemente esaminata.

Il Movimento Presente è stato introdotto come un mezzo per coinvolgere un processo terapeutico senza il Test del Movimento per il Movimento Permesso ... non per essere più sottile o elitario, ma piuttosto perché i risultati clinici migliorano in proporzione alla sincronizzazione dell'operatore con il movimento intrinseco, connesso alla Salute e alle attività respiratorie ... abbiamo chiamato questo Il Filo ... un filo che collega il Campo di Lesione alla Salute.

Abbiamo esaminato il coraggioso sforzo di Sutherland per trovare e descrivere il movimento involontario del sistema nervoso centrale (SNC). Si muove in relazione al terzo ventricolo (Lamina Terminalis) ... abbiamo scoperto che Sutherland era un visionario in questo senso. La ricerca embriologica ha dimostrato che le sue descrizioni sono precise e oltre il suo tempo ... even oggi le sue intuizioni stanno appena venendo alla luce per coloro la cui scienza esplora il movimento della crescita e dello sviluppo.

Sutherland vedeva più con le sue mani di quanto il microscopio potesse o faccia vedere negli organismi viventi. Abbiamo discusso del movimento metabolico come base essenziale per il movimento cranico ... Questo movimento è il respiro della respirazione primaria nei tessuti, nei fluidi e nelle potenzialità della totalità ... Il respiro della vita catalizza questo movimento dirigendo la propria volontà e potere nella creazione di una forma di movimento ritmica ... noi chiamiamo questo inspirazione ed espirazione ... un fiume di trasmutazione che guarisce, dispiega e ri-orienta le nostre vite. Visto o non visto, la marea trasmuta l'inerzia, creando movimento presente che ha un disimpegno interno, un'accresciuta dimora, sincronizzazione e un'orientazione spaziale verso la salute.

Abbiamo discusso dellezone.

Abbiamo lavorato con la tensione fluida bilanciata (BFT), il trattamento dei campi di lesione nel cranio dell'infante, affrontando il movimento fluido presente invece del movimento tessutale presente. Questo porta a una facilità nel trattamento che svela una risposta sistemica, totalità.

Il riequilibrio erastressato.

Abbiamo anche percepito la Salute in noi stessi, come una meditazione quotidiana, lasciando che la Salute si esprimesse.

Fase due

La fase due si è concentrata sul Corpo Fluido, un termine che abbiamo creato per supportare la comprensione delle forze embrionali, della Respirazione Primaria e delle attività che percepiamo durante il trattamento.

Abbiamo discusso dei ritmi: la storia e il significato dietro un sistema poliritmico. "I fluidi possono lesionarsi" è una scoperta fondamentale di Sutherland.

Quando il fluido si lesiona, si percepisce come tessuto e diventa Zona A.

È stata evidenziata l'abilità essenziale di percepire la Zona A e la Zona B come "corpi" separati. Abbiamo esplorato le fluttuazioni assiali come descritto da W.G.S.

La riparazione del Corpo Fluido è essenziale per la guarigione, la crescita e lo sviluppo.

Abbiamo studiato la relazione della Zona B con il mare intorno a noi, notando che la Quiete Centrale delle zone è una porta d'accesso.

La fase due riguarda solo le leggi apprezzate a un ritmo di due-tre cicli al minuto nel paziente.

Abbiamo lavorato con il Movimento Presente nella "marea" del fluido nel fluido (potenza, potenza di tensione reciproca, o corrente diretta e indiretta). Abbiamo notato la direzione della facilità.

Abbiamo discusso i livelli di Immobilità.

Abbiamo studiato la Traslazione Automatica come strumento diagnostico e terapeutico.

Fai partire i Fluidi prima!

Abbiamo visto il beneficio delle parole del Dr. Becker: "Non iniziare il trattamento finché la volontà del paziente non si arrende alla Volontà della Respirazione Primaria." Dal suo consiglio abbiamo scoperto che "ottenere un Neutro è fondamentale per il funzionamento del Corpo Fluido e il recupero del paziente come Persona intera, non solo un sollievo sintomatico."

Aspettare diventa pazienza. Neutro... Trasmutazione... Salute!

"L'abilità è proporzionata alla tua comprensione del Normale."
Dott. Still

PANORAMICA SULLA TRASLAZIONE AUTOMATICA

Ci sono molte forme di Traslazione Automatica, ognuna unica al livello della Potenza che genera quel particolare processo.

Nella Fase Uno abbiamo osservato la diagnostica e la terapeutica della Traslazione Automatica a due o tre cicli al minuto nel Corpo Fluido.

Questi eventi sono effetti della Respirazione Primaria e della sua forza terapeutica intesa. Stiamo osservando l'effetto di una Mente superiore al lavoro.

Mentre continuiamo il nostro viaggio per trovare la Causa della Respirazione Primaria e la nostra Salute, dobbiamo passare dal vedere gli effetti alla ricerca delle forze terapeutiche che generano questi effetti.

Ci stiamo chiedendo, "Dov'è il Fulcro per questo Paesaggio di Leggi Naturali?"

... dov'è l'origine o la causa dietro questa Traslazione Automatica e la sua precisione che conosce il paziente meglio di noi?

Il compito è "voltare pagina nella storia del momento e continuare a leggere."

La Traslazione Automatica è dentro la Zona B ... Le forze terapeutiche provengono dalla Zona D o oltre ... percepire dentro e fuori mentre lavori "volterà pagina nel prossimo capitolo della Storia." ... Dov'è il potere che genera questa cura così geometrica e circostanziale? È come se uno fosse conosciuto.

Il precursore della Traslazione Automatica è un Corpo Fluido Neutro. Il Punto di quiete che termina il trattamento riempie uno Spazio maggiore della Zona B.

Spesso le piccole lesioni vengono trattate per prime ... per raccogliere l'energia necessaria a trasmutare le lesioni più grandi ...

Il trattamento continua a maturare per almeno settantadue ore.

Secondo Alan Becker, ci vogliono trentasei ore e mezza affinché la lesione si stabilisca in una posizione ... il trattamento prima di questo è più facile; anche lungo questa stessa linea di saggezza ... i sintomi si manifestano trentasei ore e mezza dopo la vera causa ... non la causa apparente ... Alan ha lavorato molto su questo con un neurofisiologo, e ho trovato ciò inestimabile quando si cerca la causa piuttosto che incolpare i batteri per le infezioni (per esempio) o una caduta come causa di un infortunio ... ancora, ciò che è dietro le quinte, ciò che è nascosto dal nostro pregiudizio è la Fondazione del Pensiero osteopatico ... "Trova la Causa, dov'è il Fulcro, e interfacciati con Leggi non create da mani umane" ... questa è la mappa per il nostro viaggio nella Biodinamica ed è la causa del nostro pensiero e principi.

Alan Becker era un grande osteopata. Ha portato suo fratello Rollin a incontrare Will ... Alan era un'anima gioiosa e curiosa ... era gentile e radioso ... negli ultimi anni della sua vita, ha condiviso molto con me. Gli piaceva il lavoro biodinamico; gli mandavo cassette con domande, lui rispondeva e parlavamo con facilità ... possa riposare tra le braccia del suo Amato ... con gratitudine, lo ricordiamo con amore.

REVISIONE DELLA TRASLAZIONE AUTOMATICA

A. Il Neutro è vitale

B. Traslazione Automatica Corpo Fluido

    1. Sincronizzazione con la Respirazione Primaria

    2. Tempo dell'osservatore

    3. La precisione è infinita, così come il potenziale nel momento

    4. Il vuoto potrebbe non essere necessario

C. Forze terapeutiche vs. effetti del trattamento

    1. Rimani con le agenzie terapeutiche

    2. Evitare:

        a. Movimenti fluidi compensatori

        b. Barriere

        c. Effetti terapeutici:

            1. Durano più a lungo dell'input terapeutico

            2. Il movimento dei tessuti è sempre un effetto

        d. Aumento; aumentiamo attraverso sincronizzazione

3. Osserva lo specifico e il globale

D. L'Accesso

1. 2–3 cpm
2. Vuoto
3. Aspetta—senso di mare fluido
4. Appare un pesciolino
5. Può verificarsi senza vuoto

E. Punto finale

1. Il modello termina in un sito specifico
    a. Annotazione per la prossima visita
    b. Le forze si ritirano verso la linea mediana come un CV4
    c. Punto di quiete o pausa
        1. Se pausa, può andare alla Lunga Marea poi convertirsi in 2–3 cpm
    d. Schema del lavoro svolto dalla Traslazione Automatica

F. Riequilibrio alla fine del trattamento. Non siamo mai un atto di coscienza "perfetto"

E=MC2
Energia, Massa e la Velocità della Luce Inerzia e Momento

Un Campo di Lesione ha Energia in esso ... lo chiamiamo Inerzia ... quell'Energia è involutiva, non è statica.

Un Campo di Lesione ha movimento in esso ... lo chiamiamo

Momento, o il Filo connesso alla Salute ... quell'Energia è evolutiva, non è statica.

Ogni secondo stiamo andando in una direzione o nell'altra, ma nulla rimane statico in alcuna forma o funzione.

La E dell'energia nel Campo di Lesione è l'energia potenziale che, se rilasciata, fornirà momento verso la Totalità e la guarigione.

La E è uguale alla Massa del Campo di Lesione moltiplicata per la velocità della luce: E=MC2

Se l'Energia Potenziale nell'Inerzia è uguale alla Massa della lesione moltiplicata per la velocità della luce (C2) ... è molta Energia.

Per rilasciare tutta l'energia potenziale nell'equazione, l'equazione deve muoversi come un'unità di Funzione ... deve essere Neutra, non aggiungendo condizioni all'equazione ... poi Trasmutare ... mentre lo fa, l'equazione cambia in ... EM=C2 ... così che l'Energia Inerziale e la Massa sono una ... poi, usando il Punto di Quiete, il C^2 (la Potenza) si muove con la massa come una ... e noi have $EM=C^2$ come una Totalità, non come un'equazione.

Vedere Massa, Energia e Luce come diverse definisce solo un sistema partizionato; Einstein continuava a spostare l'equazione da destra a sinistra ... non lo capisco, ma vedo Bellezza qui in questa Totalità.

Credo che stiamo vedendo la Relatività in azione e ci sfugge la sua attività solo quando insistiamo nel vedere Energia, Massa o la Potenza come luoghi diversi piuttosto che come una Singolarità in Un Solo Luogo ...

La Dott.ssa Wales parlava spesso di Inerzia e Momento in relazione alle Lesioni. Era un'insegnante meravigliosa ... era precisa e paziente ... le sue mani riflettevano la Totalità nella Lesione, e mentre Ricordava la Luce, moriva nella Salute e nella sua Totalità ... era una Madre per molti ... che la amano profondamente ... Eternamente Grati siamo noi.

PANORAMICA DELLA FASE TRE

C'è un Filo che collega tutto il movimento alla Salute.

La Fase Uno riguardava il Movimento Presente nel tessuto e nel fluido. Nella Fase Due, abbiamo studiato i Movimenti del Corpo Fluido e il Processo Terapeutico Intrinseco chiamato Traslazione Automatica.

Cosa causa la Traslazione Automatica? Perché è così precisa nel suo tempismo e nelle sue diagnosi? Il Dott. Still e il Dott. Sutherland hanno identificato la Fonte in vari modi ... ma una volta che abbiamo aggiunto le comprensioni del Dott.

Blechschmidt, ciò che molti potevano vedere come Filosofia o Spiritualità è diventato una vera Scienza—che già era, ma molti non hanno sentito e visto la verità in Osteopatia.

"La Salute" è in ognuno, una perfezione interiore e completa che è incarnata come le tue dita. L'Intelligenza del Meccanismo, che è dietro la causa della creazione, è dentro e attraverso la Salute, come affermato da tutti e tre gli insegnanti sopra menzionati.

Siamo curati ventiquattro ore al giorno. Se diventiamo Neutri, la Salute trasmette una Forza Terapeutica che è intimamente consapevole della nostra Totalità e dei nostri Campi di Lesione ... Il trattamento è prioritizzato in una Prospettiva Olistica, non in un modo sintomatico o psicologico.

L'obiettivo della guarigione è tornare a una collaborazione e amicizia con la Salute, che contiene tutto ciò che è veramente se stessi.

Le forze terapeutiche sono già intime all'interno del Campo di Lesione. Sono presenti dal momento in cui si verifica l'insulto. Queste forze aspettano che la porta si apra ...

Non costringeranno nessuno a guarire ... aspettano il neutro o la sincronizzazione diretta prima che un processo di guarigione possa iniziare.

Nella Fase tre, cerchiamo nel Campo di Lesione la presenza della Lunga Marea come forza terapeutica interiore, in attesa.

La Lunga Marea ha un ritmo di cento secondi per ciclo ... la chiamiamo la Potenza Dolce perché guarisce con una Dolcezza Femminile. Si contrappone alla Lesione ma non la penetra ... piuttosto la Lesione si scioglie in essa.

Per studiare questa Forza Terapeutica Interiore esploreremo ulteriormente il sistema nervoso centrale ... specialmente la totalità nelle meningi (rivestimenti membranosi) del cervello e del cervelletto ...

Nella Fase tre, inizieremo anche il nostro studio del Sistema Immunitario e dei suoi requisiti per la guarigione ... questo ci porterà al livello successivo di Quiete chiamato la Quiete Dinamica ... che sarà il nostro focus nella Fase Quattro.

LA POTENZA

La parola "potenza" è stata scelta dal Dr. Sutherland perché evoca un senso di grande potere. Il linguaggio sviluppato da Sutherland iniziò alla fine degli anni '30. Man mano che progrediva nel suo lavoro, la parola implicava qualcosa di sempre più grande fino a portare l'implicazione di un Potere Divino infallibile e capace del miracoloso.

Se senti la parola "potenza," puoi solo sperare che il relatore o lo scrittore chiarisca il contesto in cui viene utilizzata. La parola è diventata un termine popolare, ma il suo significato è stato quasi logorato dall'uso eccessivo ... a volte le persone parlavano con orgoglio di "lavorare con la potenza." Nel Modello Biodinamico, abbiamo mantenuto la parola ma chiarifichiamo ogni tipo come Potenza con la *P* maiuscola o potenza con la *p* minuscola.

La Potenza con una grande *P* viene usata per distinguere il Potere Creativo della Potenza dai suoi effetti, indicati dalla nostra piccola *p* potenza, che è il fluido nel fluido, o Potenza di tensione reciproca.

C'è solo Una Potenza e diverse piccole potenze. Le piccole potenze sono potenti di per sé e hanno la capacità di trasmutare, a seconda del Paesaggio (relativo al ritmo).

Le piccole potenze possono essere controllate (se l'abilità è sufficientemente raffinata) dall'Osteopata. La grande *P* non può essere diretta dall'intenzione umana. Questa distinzione è molto importante.

Nella Fase due, abbiamo iniziato a separare il tessuto, il fluido e il fluido nel fluido (potenza).

Perché preoccuparsi? Non sono forse una funzione?

Sì, sono una funzione, persino una sostanza, ma solo quando

il sistema è quasi perfetto. Quando ci lesioniamo, questa unica Sostanza si frattura in strati di compensazione indipendente (per sicurezza).

Questi strati hanno tassi di respirazione e atterraggi chiamati tessuto, fluido e potenza, a causa della loro "natura." Quando lesionati, uno si comporta come Tessuto, uno si comporta come Fluido, e uno si comporta come una forza elettromagnetica (piccola potenza), o "fluido nel fluido."

La Potenza non può lesionare, e nemmeno la Salute. La divisione in tre funzioni è relativa al Campo di Lesione nel suo complesso, non alla Salute stessa.

NellaFase Due, abbiamo anche studiato il "fluido nel fluido" (fluttuazioni).

Le fluttuazioni Longitudinali e Laterali non si comportano come fluido ma piuttosto attraversano il fluido come un'ombra. Questa potenza si vede solo in questa forma a due o tre cicli al minuto. La frammentazione della potenza quando si rompe (interruzioni nelle fluttuazioni assiali) richiede un CV4 o EV4 per creare un Neutro, attraverso il quale le Forze Terapeutiche Indwelling possono trasmutare il Corpo Fluido e il suo flusso geometrico.

Questa comprensione da Sutherland è una verità profonda e significativa che servirà ad aiutare la Marea a compiere il suo grande lavoro.

Arriviamo a capire che la potenza ha bisogno di un Neutro per poterci guarire.

Questa idea non è nuova ... Hoover insegnò a Sutherland del Neutro in relazione alla Respirazione Toracica. Più tardi Sutherland comprese la sua relazione con la Respirazione Primaria.

La capacità del Neutro condiziona la capacità di trasmutazione.

La Fase due è stata quindi organizzata per aiutarti a comprendere la potenza e il Neutro a un livello distinto di compensazione (2–3 cpm). Se si raggiunge un Neutro, la Potenza può riparare la potenza e il Fluido può esprimere una Capacità Intrinseca di Guarigione, cioè la Traslazione Automatica.

C'è una forma che la potenza crea; la chiamiamo Zona B.

Ci sono attività simili che non dovrebbero essere confuse con questa potenza: campo aurico, forza vitale, energia vitale e chi. Queste energie sono reali e sono collegate con altri sistemi all'interno del Tutto.

Il Dr. Fulford, il Dr. Stone (Terapia della Polarità), l'Agopuntura Cinese e l'Omeopatia hanno tutti dato grandi contributi alla guarigione. Queste altre energie circolano in percorsi diversi e non sono sinonimi del termine osteopatico "potenza". Funzionano sotto leggi diverse e sono ordinate da principi diversi.

Interessantemente, quando Still parlava della Vita come forza, diceva: "La Vita è una lenta forza vivificante inviata dalla Divinità." ... per me questo riflette una POTENZA di un'altra dimensione.

Avendo visto questo primo livello di attività del Corpo Fluido nella Fase Due, ora passiamo alla Fase Tre e a un diverso tipo di Potenza: la "Potenza Morbida" o Lunga Marea. Questa Potenza si muove lentamente e non può essere diretta a meno che non si sia perfettamente sincronizzati con il suo ritmo (si muove come il ritmo del sole nel cielo, cento secondi per ciclo, cinquanta secondi per fase). Il tono e la consistenza di questa Potenza sono simili a una nuvola, aggraziata, bella e dolce. Guarisce per giustapposizione e attende fino a quando il Campo di Lesione percepisce la sua presenza. Per questo motivo, la definiamo femminile, in contrasto con la piccola *p* potenza di due o tre cicli al minuto, che è vettoriale e guarisce penetrando il Campo di Lesione, e che ha più caratteristiche maschili (contesto junghiano). Quando la Lunga Marea esprime forma, la chiamiamo Zona D, Il Mare Intorno a Noi.

La Zona D si estende dalla Quiete Centrale dentro di te fino all'orizzonte circonferenziale. In questo oceano ci sono molte meravigliose attività che la Fase Tre inizia a esplorare.

Ora abbiamo creato un linguaggio per il Modello Biodinamico: Zona A, Zona B e Zona D. Ma che dire della Zona C?

La Zona C è la nostra relazione con il Servizio di Aiuto agli Altri, con il Servire il Divino. È un desiderio veramente sentito di Servire. È ciò che Rollin Becker chiamava il "fulcro spirituale."

Il Corpo Fluido ha molti livelli di attività che si verificano contemporaneamente. La Lunga Marea e le 2–3 cpm coesistono fino a quando una certa guarigione non è compiuta nella totalità.

È un sistema poliritmico che ha anche livelli di attività senza tassi... come la Quiete Dinamica, la Salute e la Totalità. Dove non c'è tasso, la Potenza con la *P* maiuscola è il potere che genera un processo terapeutico e vitalizza la funzione.

La Potenza con la *P* maiuscola non può essere efficace se il clinico ha qualsiasi desiderio di controllare l'esito del trattamento. È il discernimento, non una comprensione teorica, che distingue questa professione. Le parole esprimono l'Arte dell'Osteopatia; la Scienza segue.

Sutherland ha portato la sua Arte in un linguaggio e un modello per la Respirazione Primaria. Continuò a cercare fino a poco prima della sua morte.

Quando gli fu chiesto cosa pensasse muovesse i fluidi, disse: "Non lo so." (Questa era una conversazione diretta tra Will e Anne Wales nel 1953, riportata a me da Anne.)

Dopo sessant'anni, Sutherland era ancora pronto a essere un principiante.

La prima edizione di *Osteopatia nel campo craniale* è il suo vero lavoro. Se non l'hai letto, allora non hai visto l'intera storia. Magoun ha eliminato molto cercando di rendere il lavoro più scientifico. A mio parere, non è riuscito a popolarizzare il lavoro come sperava.

LA POTENZA SOFT E IL CORPO FLUIDO

Il mondo intorno a noi è prezioso ... eppure ... tendiamo a non notare la Presenza della Lunga Marea ... abbiamo perso la nostra musica di sottofondo ... il suono che siamo nati per ascoltare è quasi annegato in un mare di "rumori" interni ed esterni.

Un'auto sfreccia via ... dopo che è passata ... l'aria è ancora ... riempita da un dolce, dolce movimento che abbraccia il Cuore così puramente ... il respiro termina ... Nutrito oltre le parole ... La Totalità si solleva ... fragrante fino al punto di dolore ... lentamente richiamata.

Non capita spesso di incontrare qualcosa di così bello che offusca il proprio scopo compensatorio ... tale è la Lunga Marea ... movimento con Presenza, pazienza, potere e intenzione ... No, non è il Respiro della Vita ... ma chi manda questo messaggero?

Mentre lavoriamo con la Lunga Marea, molto probabilmente ti convincerà che sei amato e che la Salute è "vicina." ... Ti farà sentire la sua assenza con un dolore che è stato sepolto nel suono e nella paura per sempre ... non è una forza biologica ... Vive e ha una Mente che è singolare nel suo desiderio di ripristinare il Progetto della Vita ... l'Immagine della Salute in te ... mai con la forza ... si siede accanto alla lesione e aspetta ... aspetta ... quanto necessario.

È conosciuto per istinto, non per conoscenza ... fa parte della storia della razza umana dall'aborigeno al profeta ... è conosciuto con molti nomi ... è un vento che porta una storia, una storia scritta nei nostri cuori ... sacra oltre il segreto ... la cui assenza è sentita come un bisogno di aiuto nelle anime di coloro che desiderano ricordare.

È un fluido nel fluido del mare intorno a noi ... zona d. Passa attraverso e vivifica la zona b.

Si muove dalla quiete centrale alla periferia ... viene dalla periferia alla quiete centrale da molte direzioni ... è morbido come una nuvola ...

paziente in un senso eterno del tempo ... caldo, bollente, modellando il tutto senza parti ...

Lo scopo è ripristinare la totalità del corpo fluido, da una condizione di spostamento dalla zona a o lesione interna per qualsiasi causa.

RIVIVIFICAZIONE: EV4, POTENZA SOFT

Pratico

Centra le tue mani dietro il diaframma

Lo scopo è percepire l'intera Zona B come una sola goccia.

Questo è molto importante nella dinamica interna del Corpo Fluido.

Trova un posto da cui lavorare che sia facile per te...

Percepisci l'intera Zona B senza la Zona A.

Aspetta che la tua mente sia neutra in modo che la Zona B sia facilmente "vista."

Durante la fase di inalazione della Respirazione Primaria, ci sono due movimenti dalla Quiete Centrale...

Uno è di due o tre cicli al minuto ed è vettoriale.

Uno è molto lento e morbido come una nuvola... Questa è la "potenza morbida."

Nota la potenza morbida e quanto si muove dal centro alla periferia... Di solito sono pochi pollici... Normale è un movimento dal centro a ben oltre la pelle dove crea una forma... Il confine della Zona B... Questo è raro.

Per Trattare:

Sincronizzati con il tempo della potenza morbida.

Aspetta. Dovrebbe verificarsi un aumento, senza ulteriore intenzione.

La potenza morbida si trasmuta ...

Appare un liquido modellabile (a volte).

La Zona B si fonde con la Zona D …

La quiete dura un po' o più.

La Zona B … ritorna come respiro sulla Lunga Marea … 100 secondi per ciclo.

Ci sono molte variazioni.

MEDITAZIONE: IL MARE INTORNO A NOI E ATTRAVERSO DI NOI

Il Dr. Sutherland descrive il mare intorno a noi e attraverso di noi ... come se fossimo trasparenti.

Chiamiamo questo aspetto della Respirazione Primaria Zona D. È il Respiro. Dall'orizzonte alla Quiete Centrale dentro di te, c'è un Oceano che riempie lo spazio ... una qualità è il flusso e riflusso della sua presenza.

Un metodo per chiarire questo è percepire il tuo Respiro (toracico), la Quiete spirituale nella stanza e il Respiro dell'Oceano. Tutti e tre questi saranno visti allo stesso tempo ...

Se diventi troppo tecnico, la consapevolezza non può diventare Intera ... la consapevolezza vuole diventare Intera, quindi se sei Neutro al compito accadrà facilmente e profondamente come segue ...

Lascia che la tua mente veda uno dei tre fenomeni... lascia che ne scelga uno per sé... poi osserva la mente spostarsi automaticamente da un fenomeno all'altro in quella che sembra essere una sequenza casuale... lascia che vaghi da un fenomeno all'altro... si raccoglierà verso la Totalità della Respirazione Toracica, la Quiete spirituale e il Movimento della Lunga Marea che passa attraverso di te... possono, e spesso lo fanno, fondersi e rivelare un aspetto superiore del Mare Intorno a Noi...

Lascia che funzioni... osserva... C'è un movimento interiore verso il Normale... un bisogno costante e istintivo in noi di essere Interi... con la Salute...

LE MENINGI E LA LUNGA MAREA

Continueremo i nostri studi sullo sviluppo del sistema nervoso centrale che abbiamo iniziato nella Fase Uno. Coinvolgeremo la presenza terapeutica interiore della Lunga Marea nel Campo di Lesione come nostro Principio primario di Trattamento.

Come ricorderai, i movimenti embriologici che creano la forma e la struttura dell'Embrione sono esatti e momentanei. Il tutto sta cambiando come una Singolarità, non in pezzi come si potrebbe tendere a pensare.

Dopo aver esaminato la registrazione di Sutherland sulla Lamina Terminalis come fulcro per i movimenti evolutivi del sistema nervoso centrale, abbiamo scoperto che era decenni avanti rispetto all'embriologia contemporanea nella sua comprensione di molte cose.

Abbiamo discusso il fluido come un campo protoplasmatico (non come acqua... abbiamo visto come lo spazio si apre nel corpo fluido e la funzione si muove in quello spazio facilmente senza forza ... l'ordine provenendo da un'intelligenza molto più raffinata del sistema nervoso centrale. Sutherland chiamava questa mente "il respiro della vita," "la marea," e il "meccanismo." Tutti questi termini riflettono un'infallibile, perfetta potenza di un'intelligenza suprema.

Abbiamo discusso la creazione della corteccia cerebrale... i neuroni essendo inizialmente raggruppati attorno al terzo ventricolo... lo spazio fluido attorno al terzo ventricolo era piuttosto ampio...

In un momento predeterminato, il campo fluido internamente ha assunto la forma di un albero (arborizzazione) ... questa forma era spazio vuoto ... mentre lo spazio si apriva, le cellule si muovevano verso l'esterno dal terzo ventricolo... sono entrate nello spazio e la forma creata biodinamicamente dall'intelligenza della marea.

Il movimento delle cellule che riempiono la forma avveniva senza resistenza; le cellule si muovevano nella Direzione della Facilità e infine si fermavano come il Tessuto della Corteccia Cerebrale...

Questa arborizzazione è essenziale per la Crescita e la Guarigione... richiede un fluido senza stress (Neutro).

Nei bambini, una volta che questo Spazio si apre, compaiono due milioni di sinapsi al secondo mentre il potenziale ultimo viene espresso ... le sinapsi appaiono e scompaiono fino a quando il punto di equilibrio viene raggiunto nel cervello del bambino ... Come e perché avviene questo? Si può solo essere meravigliati dal potenziale.

Nella Fase Uno abbiamo anche osservato le Ossa Craniche come un'unità di funzione. Abbiamo proposto che le suture si aprano come un'unità e creino lo Spazio per cui le ossa possano respirare, notando che le ossa potrebbero trasmutare dall'inizio della Fase di Inalazione alla fine ... Questo, naturalmente, è lo stesso Principio dell'Arborizzazione della Corteccia... Lo Spazio si apre in una forma, e la funzione si muove nella forma della forma. La Causa è nella Potenza del fuoco Trasmutativo della Respirazione Primaria.

Le Meningi sono la copertura del Cervello. La parola deriva dal greco. Aristotele si riferiva alle Meningi come alle Membrane del Cervello ... un termine che Sutherland riprese quando coniò il termine "Tensione Membranosa Bilanciata" (BMT) come metodo di trattamento per le ossa craniche.

Sutherland usava anche il termine "Membrana a Tensione Reciproca" (RTM) per descrivere la base dell'attività meningea associata al Cervello come una forza unita nel movimento della Respirazione Primaria.

La nostra discussione di oggi è in suo onore e non è uno sforzo per superare Sutherland, ma piuttosto per godere ulteriormente della rivelazione del suo lavoro e delle sue scoperte.

La storia inizia, come al solito, con la neutralità del Protoplasma... semplicemente essendo ... non aspettando solo Neutro ... vacuo di intenzione propria, ma con il potenziale di diventare qualsiasi cosa che la Creazione progetti, come una realtà incarnata. Questo è chiamato il piatto embrionale, un termine sicuramente improprio!

I libri di testo dicono che il protoplasma si trilamina in ectoderma, mesoderma ed endoderma, cosa che effettivamente fa. Ma la formula è così rigida che si può perdere il processo biologico e pensare anatomicamente a una danza che è un processo di vita e morte ... la danza caleidoscopica continua, ma i ballerini muoiono e nuovi ballerini appaiono, momento per momento.

Immagina un trattamento che non si ferma mai!

Le meningi sono sacche, borse modellate dalla marea e forniscono funzioni molto diverse. Tutte derivano dal mesoderma e hanno componenti cellulari unici, rendendo ogni sacca funzionalmente diversa.

Le leptomeningi sono più fini e più piccole rispetto alle altre membrane. Abbracciano la corteccia e hanno uno strato di fluido cerebrospinale tra di loro ... la pia madre è la più intima e l'aracnoide la più periferica. Sia la pia che l'aracnoide abbracciano completamente il cervello in modo simile a una sacca, con il fluido cerebrospinale tra di loro in uno "spazio subaracnoideo."

Lepto: Greco, fine, sottile, delicato Pia mater: Latino, "madre tenera"

Arachnoid mater: Greco, "ragnatela" Microscopicamente, le parole sono accurate.

Periferico all'aracnoide c'è un altro "sacco" ... la dura madre. Questa dura madre è etichettata erroneamente dagli anatomisti come "madre dura," cosa che non è ... i campioni imbalsamati o secchi che Sutherland osservava danno un'immagine grave rispetto alla dura madre vivente, che è fine come un Kleenex bagnato ... questa osservazione è stata fatta molte volte da Stefan Hagopian, D.O., nelle dissezioni che ha eseguito negli ultimi venticinque anni ... un punto da ricordare!

Il sacco durale è stato concettualmente messo da parte dalle tre falci della membrana di tensione reciproca. Nei corsi di base, persiste ancora un'insistenza nel vedere la dura come tre falci che agiscono come legamenti, muovendo e ordinando le ossa nella loro risposta passiva al movimento della base cranica. La membrana di tensione reciproca si riferisce a una tensione membranosa che è costante e cambia posizione attorno alla giunzione della falce e della tenda. Questo significa che la membrana non si trasmuta, né le ossa respirano come risposta primaria alla marea. Questo non è vero—lo fanno.

Nel 1954, Sutherland disse chiaramente che non era sicuro di cosa stesse creando i movimenti del Fluido (vedi lettera di Anne Wales, in Biodinamica dell'Osteopatia Fase Due), abbandonando così il modello sopra della membrana a tensione reciproca.

Il sacco della dura madre è notevolmente diversificato. Si estende perifericamente lungo tutti i nervi, e quindi non termina in anatomia ma in istologia. Le diapositive parlano da sole.

Sopra il sacco durale c'è uno spazio ... lo Spazio Epidurale ... ci viene detto che non è presente negli adulti, ma funzionalmente lo è. Il sacco periostale ha una composizione diversa, un diverso apporto nervoso e sanguigno. Nei neonati, abbiamo costantemente trovato uno spazio epidurale, e l'embriologia conferma che questa è la vera forma dei campi di sviluppo. Ci sono fontanelle nel cranio del neonato che non si vedono nella dura madre, il che porta a vedere questi sacchi come diversi "luoghi di specificità funzionale" ...

Gli anatomisti preferiscono fare del periostio interno e della dura madre un unico strato ... non lo sono.

Nel prossimo strato dell'Ectomeninge in via di sviluppo del sacco periostale, le ossa si esprimono tra gli strati di periostio esterno e interno. Il periostio inizia come uno strato ... man mano che la crescita avviene, gli elementi ossei appaiono all'interno di questo unico strato, creando due strati ... La testa di un neonato dimostra facilmente il singolo strato di tessuto alle fontanelle ... le ossa crescono all'interno di un unico sacco che diventa partizionato, anatomicamente ma non funzionalmente ... il sacco con tutte le ossa lesiona come un'unità di funzione; le lesioni interossee sono meno comuni di quanto si possa pensare ... Il Dr. Wales sottolineava spesso il fatto che la tensione membranosa bilanciata non riguardava le ossa che venivano mosse ma piuttosto il loro abbraccio della membrana (periostio) ... Ecco perché si chiama tensione membranosa bilanciata ... diceva che era la cosa più difficile per le persone da adattare a ... non l'osso, ma la membrana

è dove il punto di equilibrio è ricercato.

Il caput succedaneum nei neonati è al di fuori del sacco periostale e si manifesta come edema nel cuoio capelluto e nello strato superficiale, mentre un cefaloematoma è nel sacco periostale e quindi non attraversa le linee di sutura immature (strato singolo).

L'embriologia rende la diagnosi facile... l'anatomia la rende confusa.

Dentro tutto questo c'è una forza terapeutica in attesa.

SACCHI MENINGEALI

Esercizio pratico

Valuteremo il cranio osservando il funzionamento dei tessuti in relazione ai loro movimenti involontari (movimento presente) ... questo include il sacco periostale, il sacco della dura madre e i movimenti intrinseci del cervello.

Questo creerà una base per la diagnostica che sarà affinata nel tempo.

Ogni volta che valuti la testa per un infortunio, questo servirà come buon punto di partenza.

Sincronizzati con la Salute.

I sacchi iniziano all'esterno, non all'interno, quindi cercare informazioni all'interno non è utile ... percepisci gli strati esterni ... la pelle, il muscolare e il periostale; tutti i tipi di problemi clinici possono essere chiariti conoscendo questi strati ... specialmente nei traumi cranici ... e nei neonati.

Percepisci il sacco periostale, senza alcuna percezione del tessuto osseo (durezza) ... Percepisci i tessuti periostali interni ed esterni come un unico strato.

Qual è il tono normale di questo tessuto?

Come si muove o non si muove il sacco durante l'Inalazione? Quanta Inerzia è presente? Dov'è il fulcro per l'Inerzia?

Dov'è il fulcro per il movimento normale nel cranio anteriore, medio o posteriore?

Durante la Fase di Inalazione, come cambia il sacco dal primo terzo, al terzo medio, all'ultimo terzo dell'Inalazione ... si trasmuta o no?

***Mantieni la tua attenzione divisa tra la Salute e l'attività del Tessuto ... troppa concentrazione può fare di esso una "giornata lunga." ... Novanta percento sulla Salute ... non sul compito da svolgere!

Cosa succede alla texture mentre la Fase di Inalazione procede? Resiste? Aspetta? Si unisce facilmente e danza nella finestra di fuoco (inalazione)? Ha una personalità?

Se provi a coinvolgere i tessuti (tensione membranosa bilanciata)... nella direzione di facilità, quanta poca forza porta il tessuto al punto di equilibrio?

... non trattare, solo prevedere ...

Aspetta che il paziente si riequilibri ... controlla dai piedi.

LA DURA MADRE

La dura madre non è così dura come potresti immaginare dal suo nome

Questo sacco meningeo si trova usando la differenza di temperatura rispetto al sacco periostale ... resta solo con la salute e nota la temperatura del sacco periostale e percepisci un sacco più caldo ... non usare la forma o la consistenza del tessuto per trovarlo, solo la temperatura, per favore ... l'eccesso di zelo offuscherà i sensi.

Controlla la sua risposta all'inalazione ... si trasmuta facilmente come il periostio? Si trasmuta all'inizio, a metà o alla fine della fase di inalazione?

Qual è la sua personalità ... danza come una tenda al vento come fa il periostio, o è più rigida?

Cosa lo muove?

Se provassi la tensione membranosa bilanciata su questo tessuto, il paziente reagirebbe con irritabilità meningea ... come molti hanno scoperto, questo tessuto non è d'accordo ad essere tirato ... l'irritabilità meningea è un'esperienza seriamente debilitante ... con mal di testa, nausea, fotofobia e disequilibrio ...

Dov'è il fulcro a cui si orienta spazialmente? Riequilibra dai piedi.

Controlla il Cervello ... Non le leptomeningi, poiché sono intime al sistema nervoso centrale e raramente necessitano attenzione isolata ... Nota il movimento del sistema nervoso centrale come abbiamo fatto nella Fase Uno ... poi controlla per riequilibrare ancora.

TRATTAMENTO

Per prima cosa, quale area ha più bisogno di aiuto?

Tutti i sacchi sono sincronizzati o uno è in ritardo? Quale sacco ha più movimento?

Fai la tua diagnosi e falla controllare ... poi troveremo la presenza della Lunga Marea nel Campo di Lesione, entreremo nel suo movimento, sincronizzeremo, e il trattamento si esprimerà ... e se fai la scelta "sbagliata"? Nessun problema, la Lunga Marea si sposterà sul tessuto corretto e imparerai dalla sua saggezza.

Nota lo stile delle terapie relative alla Lunga Marea e quanto sia diverso dalla tensione membranosa bilanciata o dalla Traslazione Automatica a due o tre cicli al minuto.

Controlla la Totalità del Corpo Fluido e riequilibra.

LINGUAGGIO, FASE TRE

Il linguaggio nell'Osteopatia può essere una "strada accidentata." La terminologia è spesso modificata da insegnante a insegnante senza chiarimenti.

Sutherland era un giornalista ... scelse accuratamente le sue parole, molte delle quali probabilmente prese dal Dott. Still.

Lo scopo del linguaggio, per un Osteopata, non è l'uso teorico delle parole ... perché le parole devono descrivere ciò che si è osservato durante il trattamento.

Questa professione è una tradizione orale e una scienza empirica, basata su osservazioni delle Leggi Naturali e Divine che sono "non create da mani umane."

Potenza: Questa parola ha molteplici riferimenti con diversi significati. La molteplicità deriva dall'aver usato la parola in precedenza in questo lavoro e poi averne avuto bisogno negli anni successivi per descrivere una nuova forma di potere. "Potenza" significa "potere innato" nel caso della Respirazione Primaria. Significa il potere che organizza un processo terapeutico. Nella Biodinamica, ho tentato di risolvere la confusione in diversi modi ...

Primo, usiamo la parola potenza genericamente per qualsiasi potere legato al Fluido nel Fluido ... e la Potenza con una grande *P* per significare il Potere Assoluto Sovrastante dell'Intenzione del Respiro della Vita.

Secondo, la potenza con una piccola *p* è controllabile dalla volontà dell'operatore; cioè, la potenza può essere gestita o diretta ... questo, ovviamente, non è vero per la Potenza con una maiuscola *P*, che non può essere gestita dalla volontà dell'operatore.

Terzo, la potenza a cui mi riferisco di solito è un Fluido nel Fluido, anche se a volte la parola "fluido" è intesa in un senso più ampio per includerlo. Il Fluido nel Fluido è una forza elettromagnetica ... Nella prima edizione di *Osteopatia nel campo craniale,* Sutherland lo chiama "corrente." ... La corrente continua è la Fluttuazione Longitudinale, e la corrente indiretta è la Fluttuazione Laterale.

Questi commenti si riferiscono al comportamento della potenza a due o tre cicli al minuto. Questi riferimenti sono alla potenza con una piccola *p*. Inoltre, abbiamo scoperto che la potenza della Lunga Marea (100 secondi per ciclo) può essere gestita e, sebbene più potente della potenza a 2–3 cpm, è ancora una piccola *p* potenza.

La potenza con la *P* maiuscola si riferisce alla Causa della Respirazione Primaria, al Respiro della Vita e all'Amore Divino ... il Potere Assoluto della Creazione ... il potere di compiere il Miracoloso. Ogni tipo di potenza ha una sensazione diversa ... il discernimento delle differenze è il segno distintivo dell'abilità e della comunicazione.

La marea e la Marea, la quiete e la Quiete, il punto di quiete e il Punto di Quiete—tutti hanno somiglianze con la discussione sopra.

Respirazione Primaria: Gli effetti del respiro del Respiro della Vita.

Il Respiro della Vita: Non è definibile, ma certamente si può dire che è l'Anima ... la forza animatrice della Creazione, che proviene dall'Amore Divino. Il Vento che passa attraverso tutto come se fosse Trasparente, creando il Momento ... il Movimento dell'Eternità nell'incarnazione.

Quiete Dinamica: Questo è anche chiamato Quiete di Terzo Livello. È la Sostanza che viene modellata dal Respiro della Vita per Creare la Salute in tutto. È Potenza con la *P* maiuscola. Abbiamo usato per la prima volta questo termine nel 1988, molti anni prima della pubblicazione del lavoro del Dr. Becker; la coincidenza per me rappresenta il fatto che il mondo della Respirazione Primaria, se seguito usando il metodo di Will Sutherland, è conoscibile e si comunica a noi ... ciò che troviamo è universale.

La Lunga Marea: Un respiro di potenza simile a una nuvola attraverso di noi a un ritmo di 100 secondi per ciclo. Proviene dal Mare della Zona D. Il Dr. Becker ci ha portato a questo ritmo, e molto è stato fatto in risposta alla sua richiesta.

Zona D: La Zona D è lo spazio in cui opera una mente naturale... si estende dalla tua Quiete Centrale all'orizzonte... è una consapevolezza aborigena del Mondo Naturale e della sua comunicazione interna... bambini, anziani e mistici vivono tutti qui al livello base della percezione.

Zona C: Il fulcro spirituale attorno al quale ci si raccoglie per il Servizio... ha dinamiche spaziali che possono provenire da se stessi o dalla Marea stessa... vedi la Conferenza Commemorativa Sutherland del 1965, tenuta da Rollin Becker, D.O.

Quiete Centrale: Non una Linea Mediana, né come di solito viene intesa; piuttosto una Quiete Dinamica che è senza forma ma può dare origine alla forma. È una porta verso il Mare Intorno a Noi.

Accensione: Questo risale al Dott. Still e al "Motore della Vita Acceso dalla Scintilla Divina" ... l'ultima Potenza che vivifica la vita. Accende il Corpo Fluido, gli dà la spinta e la potenza per svolgere il suo lavoro. Vivifica la funzione immunitaria.

Trasmutazione: Il cambiamento di qualcosa in uno stato completamente diverso ... un cambiamento di natura o specie essenziale.

Pausa: Un luogo di risincronizzazione ... con le vere parti della Linea Mediana che sono state trasmutate.

Punto di quiete: Un luogo di Potenza e trasmutazione.

SEGMENTAZIONE DELLA DURA MATER

Il concetto dei tre falcetti nel sacco durale necessita di revisione.

La ricerca per supportare le domande che sorgono quando si adotta una Visione Biodinamica della Respirazione Primaria ha richiesto trent'anni ...

Per quanto riguarda la dura madre, abbiamo deciso di ricercare tutto ciò che era proposto nei testi e nei corsi di base, utilizzando dissezioni fresche. Come abbiamo visto, i sacchi sono unici nella forma e nella funzione.

La dura madre ha molte pieghe. Uno dei primi risultati della rilettura dell'anatomia e dell'embriologia e delle dissezioni è stata la realizzazione che ci sono due tende ... questo era così ovvio che mi sono chiesto, come potrebbe questa verità essere stata trascurata? Ci sono molte ragioni ... ma ora siamo in grado di vedere chiaramente che c'è un sacco intorno al cervello e uno intorno al cervelletto; questi due sacchi si interfacciano e alla fine si giustappongono e condividono fibre ma mantengono la loro funzione individuale.

Nei bambini, i due strati (dove i due sacchi sono vicini) crescono a velocità diverse, il che significa che la tenda non può essere valutata e/o trattata come un unico tessuto. Questo cambia la visione del sopra occipite e dell'occipite interparietale in quanto abbracciano due diverse zone di ritmo di crescita.

Inoltre, i bambini hanno uno spazio epidurale funzionale, il che significa che le ossa non hanno poli di attacco che collegano la dura e il periostio ...

Dobbiamo fidarci di ciò che sentiamo, anche se il libro non lo menziona ... è così che siamo arrivati a questo punto.

L'Arte dell'Osteopatia ha creato la Scienza dall'osservazione empirica, non il contrario. Questa è la nostra Tradizione.

La dura madre ha almeno diciotto strati in totale (finora), che, come vedrete, non sono veramente duplicazioni ma strati separati che si sono spostati dall'essere funzioni separate all'essere insieme come una singola funzione a due strati. La falce, per esempio, è formata da due canali venosi che si fondono lentamente mentre le meningi si avvicinano alla loro forma/posizione finale.

Chiunque abbia meno di ventotto anni ufficialmente non ha terminato la crescita durale ... un bambino trattato come un adulto è limitato da fraintendimenti anatomici, ma se un adulto è trattato come un bambino, le interfacce funzionali saranno rispettate e i risultati clinici saranno molto migliori.

L'anatomia non esiste nel modo in cui la vediamo ... è piuttosto come la vedeva Still (vedi *Philosophy of Osteopathy*, capitolo uno ... Cos'è l'anatomia?)

Oggi osserveremo gli strati della dura madre e lo spazio da cui sono formati ... lo spazio tra gli strati. Questo spazio contiene la matrice che esprime la forma.

La forma non crea lo spazio tra strati.

LA SEGMENTAZIONE DELLA DURA

Lo Spazio Che Crea Le Sue Pieghe

La Lunga Marea ... In Attesa

LA CINTURA DURA ANTERIORE

La storia della Cintura Dura Anteriore è affascinante.

Voglio sottolineare che la Cintura è un Campo Fluido, non una banda di tessuto ... il Campo agisce come un'unità di Fluido (protoplasma e la sua progenie) ... e si estende dall'area del bregma fino allo xifoide, e tutte le funzioni in essa contenute. Questo sarà chiaro mentre tratti.

Nelle fasi successive, prenderemo maggiormente in considerazione il suo ruolo nel Pensiero osteopatico, ma per favore non lasciate che diventi Anatomia da manipolare, poiché questa tendenza è una grande tentazione e distruttiva per l'Anima della Totalità ... non è una cosa, ma piuttosto una Grandezza che sfida le nostre capacità mentali ... il nostro compito è cooperare e comunicare con le "Leggi non create da mani umane" (A. T. Still) ... Quelle leggi sono davanti a noi ora.

L'UCCELLO E LA RISPOSTA IMMUNITARIA

Ci sono molte "forme" nel cranio ... illo sfenoide e il tubo neurale certamente sembrano degli uccelli, e forse questo simbolismo significa qualcosa.

In "Il Giro del Pesciolino," Sutherland descrive il volo simile a quello di un uccello del tubo neurale (i ventricoli, il tronco cerebrale e il midollo spinale). Questo è il nostro primo cervello, e la coscienza è interattiva e severamente acuta. È vecchio di milioni di anni nella sua saggezza.

L'uccello, come lo vediamo nel lavoro di oggi, riguarda la coscienza centrale del sistema immunitario ... il sistema immunitario, come sapete, può percepire entità di sé e non di sé e fare una risposta chiara ... molti pazienti non fanno una chiara distinzione e risposta, e così si sviluppa una malattia autoimmune ... spesso invalidante ... la chiarezza dipende da una "mancanza di rumore" nel sistema nel suo complesso. Riposo/neutro sono bisogni reali.

Il Sistema Immunitario è formato dal Sé, che precede la divisione delle partizioni "sé/non-sé". Qualsiasi libro che esamini lo sviluppo embriologico del Sistema Immunitario discuterà questa transizione dal Sé (Salute) a un sistema sé/non-sé. I testi medici standard sulle malattie non valgono il tempo; un testo sullo Sviluppo del Sistema Immunitario è inestimabile ... prova *The Neuro-Immune-Endocrine Connection* di Carl Cotman et al., pubblicato da Raven Press ... Cerca anche testi scritti sulla ricerca delle origini del Sistema Immunitario e della Coscienza ... ricorda, la percezione *è una funzione immunitaria.*

La Coscienza Nucleare del Sistema Immunitario è vigile! Osserva e reagisce a milioni di dati ... ha quindi bisogno di Riposo ... Neutro ... e raramente ottiene il "tempo" perché NON CI RIPOSIAMO. Così continua giorno dopo giorno sovraccaricato dalle nostre menti e intenzioni ... Per fare un buon lavoro, il Sistema Immunitario ha bisogno di quieto ... cioè, un basso livello di rumore sinaptico nel sistema nervoso centrale ... QUESTO VIENE SOLO CON IL RIPOSO ... NON CON I PIACERI RICREATIVI ... Come possiamo creare l'ambiente per il recupero ... come possiamo portare l'Uccello in uno stato Neutro? Quali sono le conseguenze di ciò rispetto a CV4/EV4?

Nel 1982, ho iniziato a lavorare su questa questione. Una revisione degli scritti di Sutherland ha prodotto solo un commento sul CV3 ... questo approccio era dalla regione parietale posteriore e ha detto che lo usava per l'ipertensione ... il breve commento era tutto ciò che potevo trovare. Dopo la nostra scoperta della Cintura Dura Anteriore, ho deciso di provare a usare il tessuto intorno alla cintura per portare il terzo ventricolo a un Punto di quiete, simile al CV4 ... ma qualcosa continuava a dire STOP! ... Mentre restringevo il diametro trasversale della cintura, potevo sentire una fluttuazione laterale venire incontro alle mie forze ... diceva no, più e più volte ... usando una varietà di mosse ingegnose, continuava comunque a respingermi ... ho capito che il terzo ventricolo era V3 e non V4 e che i "centri" qui erano molto altamente raffinati ... quindi un giorno, dopo mesi di sforzi logoranti, ho bussato alla porta piuttosto che cercare di entrare ... ho bussato piano ... ho aspettato ... e dall'interno è venuto un "battito d'ali" ... strano? ... Ancora una volta, ho bussato ... ancora, un "battito d'ali." ... bene? Ero al buio, punto. Il tempo passava. Ho riflettuto su "cosa manca" in questo evento. Cos'era il battito d'ali?

Ero troppo concettuale e orientato alla tecnica... quello di cui avevo bisogno era un senso di riverenza e rispetto per il Mistero dietro l'intero Meccanismo... Ho bussato di nuovo, ma questa volta sono andato alla Quiete che precede ogni funzione che sorge dall'area del terzo ventricolo... uno spazio fermo, a forma di uovo, più grande del terzo ventricolo e a un livello dove non esiste anatomia... il riconoscimento della Quiete Centrale all'emergere del terzo ventricolo mi ha reso calmo dentro... era silenzioso... ho aspettato... mantenendo la mia mente ferma e disciplinata sulla Quiete, ascoltando per nulla... un fremito è venuto...

era il Tubo Neurale (l'Uccello)... ho chiesto attraverso l'Ignoranza un aiuto per comprendere... l'Uccello sembrava voler Riposare sul Suo fulcro Originale... ho capito che non si fidava di me... Conoscendo il livello di responsabilità dell'uccello, e quanto poco si sa sul Cervello e sul Sistema Immunitario, mi sono predisposto a non sapere... poi l'Uccello si è adagiato un po'... mi sembrava che ci fosse qualcosa di grande nell'aria... mi sono emozionato; l'Uccello mi ha guardato come una madre orsa protegge il suo cucciolo... Era chiaro che l'Uccello era disgustato dalla mia mancanza di essere... ho aspettato e ho stabilizzato il mio Cuore nell'Eternità... e ho aspettato... lentamente e con un atteggiamento di prova l'Uccello è entrato in una posizione di Riposo... aah, ho pensato, un Neutro... l'Uccello si è dispiegato come se fosse stato svegliato presto... ho visto di nuovo il mio bisogno di sapere... e come questo non sia ciò che la Natura richiede da noi... mi sono riposato in me stesso nel miglior modo possibile... era finita... nessun Riposo è venuto per l'Uccello, poiché l'avevo svegliato presto con la mia razionalità.

Dopo molti ritorni e molte apprensioni, ho scoperto che la chiave per la comunicazione e la fiducia era lasciare che l'attenzione fosse tenuta dal fulcro ... rimanere con la Quietudine e non vacillare ... poi l'Uccello poteva fidarsi di me per tenere il fulcro mentre si riposava, si fermava e si rinfrescava ... Usando questa orientazione, l'Uccello veniva a riposare trattamento dopo trattamento e i risultati erano clinicamente evidenti.

Quando l'Uccello si riposava, diventava galleggiante in una ricca Oscura Quietudine Infinita, oltre la Zona D ... All'inizio, ero spaventato ... la Quietudine era un vuoto infinito come lo Spazio tra le Stelle di notte ... questa Nuova Quietudine aveva una Magnitudine; la sua vacuità era un richiamo a qualcosa inconcepibile ... Qualcosa di distante ... una Presenza ... in arrivo.

L'Uccello si riposava a lungo, fluttuando nella Vasta Notte della Quietudine ... Ho aspettato senza commenti interiori ... finalmente un'Enorme Ombra di un Uccello si alzò e spiegò le ali nella Zona D, non A o B ma D ... beh, pazzo o no, ho tenuto duro ... e ho aspettato ... anche se ero sfidato ... il movimento dei tessuti alla fine è tornato e la vitalità è aumentata nel terzo ventricolo e le sue relazioni.

La nuova quiete era dinamica ... Così l'ho chiamata Quiete Dinamica, non sapendo che il dottor Becker l'aveva già fatto (i suoi libri sono usciti otto anni dopo e qualcuno me ne ha parlato) ... questo da solo ha dato ulteriore significato alla storia.

Utilizzando questa comprensione, i risultati clinici sono emersi con un'inaspettata raffinatezza ... Il primo caso era un bambino con una grave reazione al vaccino che lo aveva lasciato, a cinque anni, con febbri notturne (104°) e frequenti infezioni, ed era sempre introverso (autismo) ... Il suo risultato è stato un recupero del 60 percento dopo due sessioni a otto settimane di distanza. Questo dopo che centinaia di visite specialistiche non lo avevano aiutato minimamente ... Non ho mai visto un CV4 funzionare così bene ... Mi è diventato chiaro dopo altri cinquecento casi che questo CV3 ... il Bird ... era potente. Ma il lavoro presentava una sfida percettiva che era mistica almeno ... l'insegnamento è continuato dal 1991 ... e il feedback è stato molto positivo ...

Perché ho scritto così tanto? Beh, come si è scoperto, dopo che ho introdotto questo nella professione, le persone hanno iniziato a usare la forza sul sistema e a citarmi come fonte... questo non è accurato. Qualsiasi forza applicata qui a quest'area produrrà effetti collaterali che possono essere seri! Come la fragilità emotiva, diversi mesi dopo il trattamento, che è grave. Ho dovuto trattare diversi di questi casi, e sebbene continui a mettere in guardia le persone, persistono nell'usare l'azione diretta... ecco perché sono così zelante... anche...

La Salute mi ha insegnato i Suoi desideri riguardo a quest'area, e per me quella è Legge...

In *A Manual of Cranial Technique* dei Lippincott, nella prima pagina, Sutherland chiaramente argomenta contro l'azione diretta...

Queste sono tre buone ragioni per camminare con cautela,

specialmente nell'arena della Quiete Dinamica che non può essere accessibile "direttamente."... Impara a comunicare piuttosto che a dettare... comunica con una Mente Superiore alla nostra per essere sicuro e massimamente efficace... continuano ad esserci libri che elencano tecniche di azione diretta, con il mio nome sulle istruzioni... sorprendente... anche dopo diverse sessioni dirette, uno a uno con gli autori, persiste ancora il bisogno di "fare cose al Cervello."

... Credo che noi, come esseri umani, siamo veramente sordi a tutto ciò che ci richiede di essere Neutri, di Ascoltare o di Trattare la Vita come se Sapesse ... che tutti noi possiamo cambiare.

Grazie ...

LA BASE NEUROBIOLOGICA DELLA FEBBRE

In *Surgical Neurology,* Numero 45, Amir Samii, M.D. (1996) scrive:

> I meccanismi coinvolti nella risposta febbrile possono essere suddivisi in tre gruppi: risposte endocrine e metaboliche, risposte autonome e risposte comportamentali. ...
> La sfida immunitaria porta alla produzione di varie proteine, chiamate pirogeni endogeni (ENP), che sono sintetizzate dai leucociti fagocitici. ...
> Queste grandi proteine sono escluse dalla barriera emato-encefalica . . . .
> Regioni specializzate lungo la superficie ventricolare cerebrale non hanno la BBB. Queste aree sono chiamate organi circumventricolari (CVO). L'organo vascoloso della lamina terminalis appartiene ai CVO ed è ritenuto controllare la risposta febbrile attraverso proiezioni verso siti nell'ipotalamo anteriore e nel tronco encefalico ... . Gli ENP possono entrare nell'organo vascoloso attraverso capillari fenestrati e possono agire su diversi tipi di cellule ... per indurre la produzione di specifici metaboliti lipidici chiamati prostaglandine ... . Queste prostaglandine sembrano attivare l'organo vascoloso e/o l'area preottica che inviano processi assonali ad altri gruppi di cellule nell'ipotalamo anteriore e nel tronco encefalico e orchestrano la risposta febbrile. ...
> La regione intorno all'organo vasculosum contiene i livelli più alti di recettori delle prostaglandine in tutto il cervello ... .

LA STORIA INTERIORE

Al centro del cuore dell'Uccello cresce la scintilla divina, il terreno comune di tutta la vita. L'Uccello vive obbediente alla legge naturale, "secondo le regole." Questo non è percepito come una prigione dall'uccello, ma piuttosto come l'abbraccio di una meravigliosa quiete dinamica, che curiosamente scompare dalla coscienza quando la scintilla viene dimenticata. L'abbraccio della quiete è la casa per il cuore dell'uccello. L'assenza di questa quiete causa insicurezza, separazione, solitudine, follia. La coscienza della quiete dinamica è parte di tutte le creature, di tutte le forme viventi—anche delle pietre e delle stelle.

Ognuno conosce e si sente conosciuto dal calore della propria scintilla.

Una minuscola parte di una stella dentro il cuore è un fulcro che si sposta automaticamente piuttosto che giudicare o confrontare. Una volta che l'Uccello dimentica la quiete, in esso entrano grande frustrazione e desiderio. Non riesce a ricordare come tornare a casa, non riesce a riposare; si sente senza speranza, perso, non abbracciato; eppure, il riposo potrebbe risvegliare il sognatore al ricordo. Ma l'Uccello non può riposare. L'Uccello nella sua frenesia di trovare pace non riposa; non riposerà. L'irrisolto prevale!

L'uccello vola attraverso la sua vita senza essere centrato, lavorando molto duramente per non ricordare il planare nel vento e il suo abbraccio. Se solo potesse riposare—ma ha dimenticato come. Non ricorda. La mente e il cuore non si fermano mai, e così continua in un volo teso senza fine.

Ogni giorno l'uccello si siede per un po' nel suo nido. Si rilassa un po', ma molto poco. A volte chiude gli occhi e pensa di riposare "lontano da tutto." Ma il cuore rimane istintivamente inquieto; non c'è pace profonda, nessun abbraccio della lunga portata, del respiro e della luce dell'essenza divina.

Così va, avanti e avanti. L'uccello si sforza di più e perde terreno. È afflitto e miope. Non rimane memoria della scintilla. La vita è opaca, produttiva ma vuota. La mancanza rimane inconscia e il tempo passa.

Forse la morte è l'unica porta verso la luce. Qualcosa deve essere risolto.

L'uccello fa un grande mucchio di rami e tronchi, vecchia legna secca ammucchiata in alto nell'aria. Per giorni e notti lavora, raccogliendo da lontano tutto ciò che può trovare e costruendo una collezione. L'uccello sospira profondamente, guardando il mucchio; è sconcertato, quasi scioccato dalla forma davanti a sé. Respira profondamente, dolcemente, lentamente fino a raggiungere un punto di accettazione, equilibrio e resa. L'uccello colpisce una pietra focaia, e una scintilla vola nel mucchio. Il fuoco si accende. La vecchia legna brucia intensamente. L'uccello scompare. Cenere bianca che brilla al tramonto è tutto ciò che rimane nell'aria carica di quiete.

La notte sorge. Una piccola scintilla rimane accesa nell'occhio della notte, una scintilla che brilla, sola. All'ultimo segno di vita, la scintilla trema. Ancora trema; il sipario di cenere si muove per rivelare una forma che emerge attraverso i resti. La quiete si solidifica. Il giorno sorge, e al primo nuovo respiro della vita, l'Uccello si alza di nuovo, tenuto nell'abbraccio di una meravigliosa Quiete Dinamica. L'Uccello scivola nella Memoria sul Vento del Vivente... e Ricorda.

Come le camere del cuore, i ventricoli sono le camere dello spirito. Il cuore dello spirito. Come il cuore dell'anima che risiede nel cuore, l'impianto divino della nostra perfezione si ferma quasi silenziosamente al centro della terza camera ventricolare.

Qui, con ogni inalazione di Respirazione Primaria, la matrice della vita si riaccende, alimentata dal calore divino e da un senso dell'eterno.

OSSERVAZIONI DEI BAMBINI

Ai bambini dai sette ai nove anni è stato chiesto di osservare la loro mente e riferire ciò che vedevano con la loro imaginazione.

Immaginazione: immaginare qualcosa che non è presente ai cinque sensi originali. È usato qui per riconoscere l'immaginazione come un atto creativo del più alto grado di intuizione.

Mentre i bambini osservavano il loro mondo interiore, questo è ciò che hanno segnalato:

1. Sembrava un mare di molte persone che stavano litigando su di me. (Joana, classe 3)

2. La mia immaginazione lavora con tutto il corpo e sembra strisciare sull'erba. (Jason, classe 4)

3. La mia sembra un cervello, sembra un grande cerchio nella mia testa. (JoAnn, classe 2)

4. La mia immaginazione è come una macchia. Cambia forma, dimensione e colore. Se potessi sentirla, sembrerebbe scivolosa e spugnosa. Assorbe idee e le comprime in un'unica idea. La sistema in modo che sia il meglio possibile e la invia alla mia mente. La mia mente la invia alla mia mano e io la realizzo. (Alon, classe 4)

5. Sembrava che qualcuno fosse su una barca. Sembrava che io fossi su una barca. (Daniel, classe 3)

6. La mia immaginazione cambia di minuto in minuto. Ora è nel mio stomaco. (Jacob, classe 2)

7. Apertura e chiusura. (Ryan, classe 2)
8. La mia mente ha molti pensieri. Oggi il suo pensiero è un uccello. Ma non un uccello qualsiasi! (Erin, classe 4)
9. Fuoco blu, fuoco feroce. (Daniel, classe 4)
10. Non posso entrare nella mia mente senza andare da una parte all'altra. È così ventoso. Scopro che il vento è ondulato e ha guanti speciali per raccogliere le cose. (Renee, classe 3)
11. Se è intrappolato, sembra che stia per morire. (Amy, classe 4)
12. Chi-hee-hee-hee-hee-hee. (Keith, classe 4)
13. Vuole essere libero. Non vuole essere in un'area chiusa. Gli piace essere solo una piacevole brezza estiva. (Jennifer, classe 4)
14. Libertà! (Nicholas, classe 4)
15. Molto, molto ondulato. (Angela, classe 4)

L'istinto è presente durante tutta la nostra vita; sa. L'abilità che cerchiamo è innata.

PADRE DURA

Ecco una citazione da una registrazione audio trascritta del Dr. Sutherland che parla a Pacific Grove, California, nel luglio 1954.

> Le pareti esterne e interne di Padre Dura riguardano la circolazione venosa. ...
> Voglio che notiate la croce all'interno – il seno laterale e fino alla funzione del sagittale. Ora il centro di ossificazione della squama occipitale si trova tra le pareti di Padre Dura al centro di questa croce. ...
> I centri di ossificazione sono all'interno delle pareti esterne e interne di Padre Dura, quindi quando modelliamo l'osso occipitale ... lateralmente
> ... voglio che visualizziate cosa sta accadendo all'interno della parete interna di Padre Dura. ... contatto di modellamento fino al sagittale e includere la parete interna ...
> La parete esterna è semplicemente il contatto di convenienza. Osserva cosa accade davanti a quella, all'interno delle pareti interne di Padre Dura. Fluido all'interno di entrambe le pareti. Centri di ossificazione all'interno di entrambe le pareti. ...
> Invece di crescere insieme con un segmento di Madre Dura che si innalza tra di loro, abbiamo una crescita insieme che include Padre Dura – le sue pareti esterne e interne. Altrimenti, se non fosse per questa differenziazione, con Madre Dura in mezzo, avremmo ostruzioni delle principali pareti venose del cranio.

Willam Garner Sutherland, D.O., "Padre Dura," da una registrazione su nastro fatta a Pacific Grove, California, luglio 1954.

RIFERIMENTI A LUNGA MAREA DI ROLLIN BECKER, D.O.

Letture consigliate: *La Vita in Movimento* e *La Quiete della Vita* di Rollin E. Becker, D.O. Ecco alcune brevi citazioni dove menziona la Lunga Marea:

"Ci è voluto un minuto e mezzo intero perché questa grande marea entrasse
... modificando il tropismo di ogni cellula ..." (1986, La Vita in Movimento, pagina 113)
"Ho la sensazione che la marea lenta sia al lavoro molte più volte di quanto io sia consapevole ..." (1983, Life in Motion, pagina 125)
"Quando quest'onda di marea raggiunge il suo stato massimo di riempimento, c'è una breve pausa e poi inizia a rifluire." (1983, Life in Motion, pagina 124)
"A differenza della marea veloce ... la marea lenta sembra essere un'entità intrinseca in sé stessa ..." (1983, Life in Motion, pagina 125)
"Lo scambio reciproco di equilibrio ... è aumentato dalle maree veloci e lente
..." (1983, Life in Motion, pagina 118)
"I fattori di vitalità delle maree veloci e lente sono aspetti fondamentali di questi principi di salute." (1983, Life in Motion, pagina 120)
"Questa seconda marea permea l'intera unità corporea ..." (1983, Life in Motion, pagina 118)
"Entrambe le maree sono presenti nella salute e anche nel trauma e/o nella malattia." (1983, Life in Motion, pagina 118)

“Entrambe le maree sono meccanismi innati, inerenti e involontari,
autoregolatori ...” (1983, La Vita in Movimento, Pagina 118)

“... una graduale espansione crescente di dita di fluido simili a maree ...” (1979, La Vita in Movimento, Pagine 58 a 59)

“È una marea che si percepisce più massiccia con una graduale espansione crescente dell'intero essere ...” (1979, La Quiete della Vita, Pagine 226 a 227)

“... questo grande movimento simile a una marea. ...” (La Quiete della Vita, Pagine 49 a 50)

L'OSTEOPATIA – PRENDENDO IL SUO POSTO LEGITTIMO

Un Discorso Tenuto a Osteopatia 2000, il Terzo Congresso Annuale Britannico di Osteopatia
Il Commonwealth Institute, Londra, Sabato, 11 Marzo 1995
Irvin M. Korr, Ph.D., Professore Emerito, Kirksville (1975) e Texas (1990) Collegi di Medicina Osteopatica

Ecco una breve citazione da questo discorso:

> ...ci sono stati due periodi sovrapposti in questo secolo. Il primo è stato dal 1900 a metà secolo, quando le malattie predominanti erano le malattie infettive acute e le vittime erano principalmente neonati, bambini e giovani adulti. ...
> Entro il 1950, l'89% dei neonati vivi sopravviveva ... fino al 50º anno di vita. ...
> Quindi qual è lo stato di salute di tutte queste persone anziane? Non molto buono.
> Ho caratterizzato la prima metà del secolo come 'più bassa è la morbilità, più bassa è la mortalità.' Ora, 'più bassa è la mortalità, maggiore è la morbilità.' ...
> Non sono le malattie infettive acute della prima metà del secolo, ma sono malattie degenerative croniche. ...
> Mentre il nostro sistema sanitario è così assorbito dalle malattie irreversibili in fase avanzata, milioni di neonati, bambini e giovani stanno già intraprendendo gli stessi percorsi di vita che culminano in quelle stesse malattie. Dobbiamo semplicemente muoverci a monte ...

L'approccio olistico dell'osteopatia è quello di modificare tutti i fattori nella vita di una persona in una direzione più favorevole, in modo da alleggerire quel sistema di assistenza sanitaria innato. Questo è il ruolo ultimo dell'osteopata.

RIVISTA DI OSTEOAPATIA, 1925

Il modo naturale per una migliore salute

Ecco un articolo della Rivista Osteopatica del 1925 intitolato "Moderazione, Accuratezza e Longevità".

Quel "uomo più distinto di questa nazione," il Dr. Charles W. Eliot, a 90 anni, sta comodamente per un'ora e mezza ascoltando tributi d'onore, poi fa una risposta brillante e non preparata, dichiarando che mangiare moderatamente, dormire almeno 7 ore con la finestra aperta, esercitarsi regolarmente all'aria aperta, evitare stimolanti, godere di tutte le delizie naturali senza eccessi, con spirito sereno, e dedicare dieci minuti affettuosamente ogni giorno a buoni libri—infatti, a un libro di primo ordine come la Bibbia inglese o Shakespeare—renderà un uomo mentalmente ricco.

Attenzione ai Dottori ciarlatani

Di seguito è riportato un editoriale tempestivo e pertinente recentemente stampato nel *Chicago Evening American.*

Prima di permettere a chiunque, esperto di massaggi, osteopata o chiropratico, di manipolare la tua colonna vertebrale, assicurati che la persona comprenda il suo mestiere. La manipolazione scientifica della colonna vertebrale, liberando i nervi dalla pressione, e l'Osteopatia scientifica, in generale, sono di grande valore, spesso rendendo inutili i farmaci e facendo ciò che i farmaci non possono fare. Ma attenzione al laureato "dall'oggi al domani", che ha fallito in qualcosa e decide che si guadagnerà da vivere torcendo colonne vertebrali.

Può torcere troppo bene. Recentemente un conduttore ferroviario ha subito due trattamenti che includevano una vigorosa torsione del collo. Entro due giorni è rimasto paralizzato su un lato, non riusciva a scrivere il suo nome. Si è ripreso, con la perdita di tre settimane di tempo. Assicurati che il tuo scienziato sia uno scienziato, non un fabbro riformato. Ce ne sono migliaia che praticano.

Chicago Evening American, 22 aprile 1925

Tonici Della Natura

Nella Rivista Osteopatica del 1925, Vera Radel D.O. scrive:

Troppa poca attenzione è stata data alla necessità del riposo come conservatore di forza, come mezzo per mantenere la salute e conseguentemente la felicità ... La fretta e la preoccupazione sono più fatali della malattia. Il vero medico insegna a uomini, donne e bambini come combinare l'attività con il riposo, ...

Ci sarebbero meno invalidi cronici, meno casi di malinconia e nevrastenia se le persone nel loro insieme prendessero più vacanze e meno tonici ipotetici. I veri tonici sono tratti dai vasti magazzini della natura—dal sole, dall'aria pura, dall'esercizio fisico, dal cibo salutare e dal sonno.

Ella Adelia Fletcher ha espresso così magnificamente l'influenza della natura sulla nostra immaginazione, e dice nel suo libro La Filosofia del Riposo, "Allontanati nei boschi dove gli alberi ti parleranno, o giù sulle sabbie in riva al mare dove ogni onda in arrivo sussurrerà messaggi della pulsante vitalità

di cui fai parte. ...
Ogni momento di questa intimità con te stesso è carico di un significato profondo, ...

Rivista Osteopatica, 1925. Di pubblico dominio.

LA PAUSA E IL LINGUAGGIO DEL SILENZIO

Lettura consigliata: *Libertà e Destino* di Rollo May, Ph.D. Il Dr. May (1909– 1994) era uno psicologo clinico, noto per il suo lavoro nei campi esistenziali della psicologia. Ecco alcune brevi citazioni in cui menziona la "pausa."

"È nella pausa che le persone imparano a ascoltare il silenzio." "La pausa è il prerequisito per la meraviglia."

"La durata della pausa è, in linea di principio, irrilevante."

"La pausa di millisecondi mentre si parla è il luogo della libertà dell'oratore."

"La relazione tra creatività e pausa è tanto stretta quanto sorprendente."

"... ciascuno di noi sperimenta due aspetti dell'identità che non sono mai completamente separati l'uno dall'altro. Uno di questi aspetti è l'ego-se... Giudica le richieste della realtà, bilancia le idee preconsce e filtra gli impulsi inconsci inaccettabili affinché la persona possa vivere con una certa unità ..."

"L'altro aspetto è il sé-psiche, che cerca di 'vedere la vita con costanza e vederla nel suo insieme.' Il sé-psiche è interessato al contesto della libertà. La 'coscienza elevata' di cui parliamo di tanto in tanto è una funzione del sé- psiche."

"... un livello superiore di coscienza, quello che Freud ed Einstein chiamavano 'oceanico'. Si sperimenta l'essere assorbiti nell'universo e l'universo che viene temporaneamente assorbito nel proprio sé." "Nel sacro vuoto, il nulla che sperimentiamo dà ai nostri pensieri più profondi lo spazio per manifestarsi, e la voce interiore altrimenti silenziosa può essere udita."

"Il vuoto è la dimensione dell'eternità."

"... gli spazi tra le parole, gli intervalli, le pause nella vita—questi offrono il tocco dell'estasi ... possono essere vissuti come un assaggio di Dio, assumendo che Dio sia concepito come il fondamento dell'essere e del significato nell'universo."

Rollo May, estratti da *Freedom and Destiny* (Norton, 1981).

Vai fuori e ascolta il più lontano possibile...

Cosa accade?

BIODINAMICA DELL'OSTEOPATIA COLLANA

Questo volume fa parte di una collana di dodici libri dedicati alla Biodinamica dell'Osteopatia. Si raccomanda di leggere l'intera collana nell'ordine previsto, poiché ogni volume si basa sulla comprensione acquisita nei precedenti.

Si raccomanda inoltre di affidarsi a insegnanti e mentori esperti, affinché possano aiutarvi a fare esperienza della piena profondità delle informazioni qui presentate.

La collana completa comprende i seguenti volumi:

La Fase Uno riguarda il movimento involontario, presente sia nell'intero organismo sia nella lesione. Impariamo a sincronizzarci con la respirazione della Respirazione Primaria prima di intraprendere qualsiasi trattamento. Questa sincronizzazione è la chiave per lavorare con ritmi stabili senza irritare il sistema. Il principio della sincronizzazione con un aspetto sano del paziente permea l'intero programma di insegnamento. Tale sincronizzazione sposta la nostra consapevolezza a un diverso livello di ricettività, consentendoci di percepire la Respirazione Primaria anziché il campo della lesione e conducendoci, infine, a comprendere l'intenzione della Respirazione Primaria.

La Fase Due riguarda la comunicazione con le leggi naturali della guarigione che regolano l'attività a un ritmo di 2-3 cicli al minuto. Ci sincronizziamo con la respirazione della Respirazione Primaria e aggiungiamo anche la capacità di percepire il fulcro, la Quiete attraverso la quale la respirazione crea forma e funzione. Si tratta di un tipo di sincronizzazione diversa rispetto a quella della Fase Uno, che ci porta a una consapevolezza più profonda. Quando ciò avviene, il trattamento si esprime automaticamente. Il punto finale del trattamento, rispetto alla Fase Uno, rivela diverse differenze. Scopriamo che questo tipo di sincronizzazione lavora esclusivamente con il corpo fluido e che il risultato del trattamento è più completo rispetto a quando si lavora solo con i tessuti.

La Fase Tre è incentrata sulle attività della Marea Lunga (ciclo di 100 secondi). Esploriamo una forza terapeutica intrinseca già presente nel campo della lesione. Impariamo che il sistema durale non è composto da tre falci, ma da una serie di pieghe all'interno di un sacco, che si sviluppano durante la crescita e lo sviluppo. Scopriamo la relazione tra i sacchi durali superiore e inferiore, rendendoci conto dell'indipendenza di due tentori del cervelletto separati. Realizziamo che la zona D, l'orizzonte e il Filo (lungo il quale la Marea Lunga si muove nel suo corso terapeutico previsto) sono tutti collegati come leggi naturali appartenenti a questo livello della Respirazione Primaria.

La Fase Quattro si concentra sulla Linea Mediana, un luogo in cui le relazioni spaziali si esprimono nella loro totalità. Essa ci sincronizza e ci centra, rendendoci consapevoli della Zona D e della Quiete Dinamica. La Quiete del Terzo Livello, nella Fase Quattro, è diversa dalla Quiete delle altre Fasi: siamo centrati dalla Quiete che si trova al centro della creazione. La nostra intenzione viene sostituita dall'intenzione della Marea, che può favorire il nostro percorso spirituale.

Nella Fase Cinque, ci concentriamo sul viso. Avvicinandoci al viso, utilizziamo tutti i principi che abbiamo appreso nelle Fasi Uno, Due, Tre e Quattro. Lavoriamo con lo spostamento automatico e notiamo differenze rispetto ai vecchi modelli di osteopatia nel Campo

Craniale. Sincronizzandoci con la presenza terapeutica della Marea Lunga, esploriamo ciò che possiamo apprendere dal viso attraverso questa prospettiva. Lavoriamo anche con le Suture, la Quiete Dinamica e l'Ignizione.

La Fase Sei è la continuazione del nostro viaggio nella Totalità che genera la vita e trasmette forze terapeutiche in grado di trasmutare le lesioni una volta che il Neutro è espresso. È un insieme di attività incentrate sulla presenza esterna della Respirazione Primaria, intesa come forza non biologica dotata di una propria personalità. Continueremo inoltre a esplorare le suture e passeremo poi alle estremità, prima in termini embriologici e poi secondo l'insegnamento di Sutherland nella sua opera PowerPoints. La Fase Sei è il momento per costruire la tua comprensione della Marea e affinare le tue capacità.

La Fase Sette mette in evidenza la Salute. Il famoso commento del Dr. Still, "Trova la Salute; chiunque può trovare la malattia", ha tormentato molte menti nel corso dell'ultimo secolo.

Arriviamo a una visione chiara di diversi aspetti interiori della Salute: l'Amore ... la luce liquida ... e una matrice di diamante. Viene trattato un approccio per il paziente terminale e morente. Nella sensazione somatica della Marea che attraversa la Casa sotto il Mare, la nostra consapevolezza viene trasmutata dalla Salute. La lesione è vista come un atto precognitivo della Salute. La Respirazione Toracica, la Respirazione Primaria e l'Ignizione sono una cosa sola. Il paesaggio è vasto ... e i principi della guarigione sono ancora più sostanziali di quanto li avessimo sperimentati prima.

La Fase Otto è un'esplorazione più profonda delle Suture, dello Scambio Ritmico Bilanciato e della Fiamma dell'Intenzione come modalità terapeutica. La Fase Otto rappresenta il culmine della nostra consapevolezza della Totalità e ci conduce, infine, alla Presenza Divina, all'Amore Incondizionato e all'Unità. La Marea vivente domina la consapevolezza, mentre le forme si ritirano sullo sfondo. Il Respiro della Creazione viene percepito dentro di noi come il Centro della Totalità. Si percepisce il proprio dispiegarsi mentre si viene creati. La nostra coscienza è un dono; non ci appartiene e, se cerchiamo di controllarla, perdiamo la Totalità.

La Fase Nove è il momento in cui siamo in grado di valutare e trattare pienamente il Sistema Nervoso Centrale e l'Occhio. Affrontiamo inoltre il Fuoco e la modalità terapeutica dello Shakedown. La vera azione nasce dall'Amore e rende possibile la nostra percezione. Questo Amore è un annullamento di sé e, per sua stessa natura, ci permette di Servire come parte del Perfetto. La percezione può essere impiegata per Servire qualcosa di più grande di noi. Abbiamo cercato di entrare in quel punto di equilibrio tra il Perfetto e la Malattia... un punto in cui il tutto è sostenuto dall'Amore, mentre quest'ultimo opera per incarnare il Completo. In questo punto di equilibrio dell'universo risiede l'Intenzione della Marea, che segue il movimento della distorsione per ricondurla a una relazione Vera con il Progetto della Vita.

Pediatria Uno esplora il modo in cui i bambini crescono come un tutto e non per compartimenti, come talvolta si tende a credere. I bambini vivono nella Direzione della Facilità del movimento presente nei loro campi metabolici fluidi; in caso contrario, si sentono a disagio e necessitano di assistenza. Il tuo trattamento sostiene realmente l'Interezza, oppure presume semplicemente di farlo? Comprendiamo che i bambini non sono adulti e non possono essere trattati come tali. Affrontiamo la modalità terapeutica del Luogo d'Incontro, i periodi prenatale e postnatale, il trattamento del bacino durante la gravidanza, le malposizioni fetali e il parto.

Pediatria Due approfondisce la consapevolezza percettiva necessaria per avvicinarsi al trattamento dei bambini. Approfondiamo la nostra comprensione della Totalità, dei tre livelli di Quiete e del Luogo d'Incontro. Affrontiamo il concetto di Neutro del Deserto, nel quale l'azione terapeutica passa nella sostanza neutra e si rivela come un mistero: il Respiro dell'Amore Divino si riversa come forza terapeutica su un paesaggio desertico notturno, colmandolo e senza lasciare alcun effetto visibile. Approfondiamo ulteriormente il trattamento del bacino e dell'utero durante la gravidanza. Esploriamo la Respirazione Toracica, la Respirazione Primaria nei bambini e il Cerchio Familiare.

Pediatria Tre prosegue lo studio del Flusso terapeutico dell'Attenzione. Approfondiamo la Quiete del Terzo Livello e il Luogo d'Incontro. Il Luogo d'Incontro è facilmente frainteso... il nostro osservatore deve essere così immobile e neutrale da poter osservare il processo mentre si svolge. Il Sistema Nervoso Centrale del bambino può finalmente essere affrontato ai fini della valutazione e del trattamento. Esploriamo la dentizione e la cosiddetta "testa bloccata". Utilizziamo la modalità terapeutica della Fiamma dell'Intenzione e la sua connessione con il Respiro della Vita. Tutto è trasparente al Respiro della Vita.

L'AUTORE

James Jealous, D.O. (1943–2021) è stato un medico osteopata, insegnante e autore. L'opera della sua vita è stata la fondazione e lo sviluppo della **Biodinamica dell'Osteopatia**, una metodologia originale da lui elaborata nell'ambito dell'osteopatia, in continuità con l'eredità del Dr. A.T. Still e del Dr. W.G. Sutherland.

Nato a Saco, nel Maine, crebbe a stretto contatto con l'osteopatia, poiché suo padre era un medico osteopata. Studiò presso il Kirksville College of Osteopathic Medicine nel Missouri (oggi A.T. Still University of Health Sciences), dove conseguì la laurea nel 1970. Successivamente aprì il proprio studio nel Maine rurale, esercitando come medico osteopata di assistenza primaria.

Con il passare degli anni, il Dr. Jealous riconobbe profondi parallelismi tra il lavoro dell'embriologo Dr. Erich Blechschmidt e quello del medico osteopata Dr. William Garner Sutherland. Da questa intuizione nacque il suo personale corpus di insegnamenti. All'inizio degli anni Novanta iniziò a tenere il corso "A Biodynamic View of Osteopathy in the Cranial Field", che, con il progressivo sviluppo della sua specifica metodologia, assunse il nome di "Biodynamics of Osteopathy".

Persona profondamente spirituale, si sentiva pienamente a casa nella natura ed era un appassionato pescatore ed escursionista.

Per ulteriori informazioni, visitare:
https://BiodynamicsOfOsteopathy.com

Vi è un vento che attraversa ogni cosa...
è il movimento della creazione,
il movimento eterno dell'Amore Divino.

www.ingramcontent.com/pod-product-compliance
Lightning Source LLC
LaVergne TN
LVHW070443061126
851858LV00010B/149
9798256190644